BEI GRIN MACHT SICH IHR WISSEN BEZAHLT

- Wir veröffentlichen Ihre Hausarbeit,
  Bachelor- und Masterarbeit

- Ihr eigenes eBook und Buch -
  weltweit in allen wichtigen Shops

- Verdienen Sie an jedem Verkauf

Jetzt bei www.GRIN.com hochladen und kostenlos publizieren

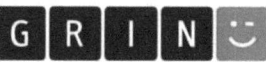

Steigerung der Ausdauer in Zeiten von Homeschooling. Der Zusatz eines Sprungkrafttrainings

Trainingsplan und Fallanalyse

Pia Frischknecht

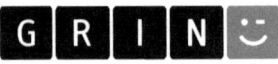

Bibliografische Information der Deutschen Nationalbibliothek:

Die Deutsche Nationalbibliothek verzeichnet diese Publikation in der Deutschen Nationalbibliografie; detaillierte bibliografische Daten sind im Internet über http://dnb.d-nb.de abrufbar.

ISBN: 9783346534200
Dieses Buch ist auch als E-Book erhältlich.

Das Buch bei GRIN: https://www.grin.com/document/1147351

Projektbericht

Steigerung der Ausdauer in Zeiten von Homeschooling mit dem Zusatz eines Sprungkrafttrainings

Fallanalyse

vorgelegt von

Frischknecht, Pia

Master of Education (Sportwissenschaft, Biologie)

an der

Fachbereich Sportwissenschaft

Konstanz, September 2021

Inhaltsverzeichnis

1. Einleitung

Im Zuge der Corona-Pandemie steht seit Monaten die Diskussion um Bildungsgerechtigkeit an Schulen im Fokus. Dabei zeigt der Kurzbericht des Instituts der Wirtschaft, dass dieses Problem deutlich verschärft wurde (Anger & Plünnecke, 2020). Im Kontext von Homeschooling untersuchte die JuCo-Studie die subjektive Einschätzung von über 6000 15- bis 30-Jährigen. Hier zeigte sich, dass die Proband*innen deutlich unzufriedener mit der verbrachten Zeit sind, als dies vor der Pandemie der Fall war. Außerdem wünschen sie sich mehr Gehör zu finden (Andresen et al., 2020). Die nationale Akademie der Wissenschaften, Leopoldina, berichtete zuletzt von dem daraus resultierenden starken Rückgang der Lernleistungen (Leopoldina, 2020).

„Bewegung, Spiel und Sport bietet ein geeignetes Feld, die Lern- und Leistungsbereitschaft zu fördern, eine positive Einstellung zur Anstrengung zu entwickeln, sich Leistungsanforderungen zu stellen und die eigene Leistungsfähigkeit zu verbessern. Die Schülerinnen und Schüler lernen, sich selbst realistisch einzuschätzen, Vertrauen in die eigene Leistungsfähigkeit aufzubauen und ein positives Selbst- beziehungsweise Körperkonzept zu entwickeln" (Landesinstitut für Schulentwicklung, 2016b, S.3).

Leistung ist, wie dieses Zitat zeigt, ein wichtiger Bestandteil des Bildungssystems. Aufgrund der Ausnahmesituation durch die Corona-Pandemie mussten Schulen ohne große Vorlaufzeit die digitale Umsetzung ihres Unterrichtsvorhabens planen und versuchen, trotz dieser Umstände, dem genannten Anspruch gerecht zu werden. Während seit Jahren an Konzepten für den Erwerb der digitalen Handlungskompetenz von Lehrkräften gearbeitet wird, waren Schulen nun mit diesem Thema größten Teils auf sich alleine gestellt (Lorenz & Endberg, 2019). So steht die Frage im Raum, ob mit digitalem Unterricht zu Zeiten von Homeschooling Leistung ausgebaut werden kann und Schüler*innen gleichzeitig individuell gefördert werden können, um das Gefühl zu erhalten „gehört zu werden".

2. Bildungsplanbezug und Kompetenzerwartungen

Die aktuellen Bildungsstandards im Bildungsplan für Gymnasien in Baden-Württemberg rücken die Kompetenzen und sportpädagogischen Perspektiven immer weiter in den Mittelpunkt der methodisch-didaktischen Herangehensweisen. Die sportliche Handlungskompetenz steht zentral dafür, dass die Schüler*innen Bewegungen eigenverantwortlich und selbstbestimmt umsetzten können. Ihr untergeordnet befindet sich der prozessbezogene- und inhaltsbezogene

Kompetenzbereich. Mit dem hier dargestellten Trainingsprogramm sollen die inhaltsbezogenen Kompetenzen *Laufen, Springen, Werfen* und *Fitness entwickeln* weiterentwickelt werden. Sie sind im Bildungsplan in allen Klassenstufen im Pflichtbereich vorgesehen. Des Weiteren soll der Kompetenzbereich *Wissen* thematisiert werden, da dieser Teil der Oberstufe ist. Außerdem werden vor allem die prozessbezogenen Kompetenzen *Reflexionskompetenz*, und *Bewegungs-kompetenz* mit einbezogen. Die genannten Kompetenzen bieten dabei eine Orientierung für die Umsetzung des Trainingskonzept, welches im Sinne der Perspektive *Leistungserziehung* durchgeführt wird (Landesinstitut für Schulentwicklung, 2016a).

3. Aktuelle Studienlage

Die Ausdauer als konditionelle Fähigkeit ist dafür da, psychischen und physischen Ermüdungseinflüssen auch bei länger andauernden körperlichen Belastungen standhalten zu können (Kibele et al., 2018). In der aktuellen Forschung wird vor allem die Gestaltung und der Aufbau des Trainings thematisiert. Gerade das Hochintensive Intervalltraining (HIIT) war dabei häufig Mittelpunkt der Untersuchungen. Eine 6- wöchige Intervention mit 85 Schüler*innen im Alter von ca. 12 Jahren (Alter: 11,9 Jahre ± 0,9) konnte zeigen, dass sowohl das HIIT-Training als auch die extensive Dauermethode einen signifikant positiven Effekt haben können. Die Laufdistanz im 6-min-Lauf wurde dabei bei beiden Methoden gleichermaßen verbessert. Es zeigte sich jedoch, dass die Stimmung bei der Durchführung eines HIIT-Trainings positiver ist. Bezieht man den Faktor Zeit mit ein fällt auf, dass ein Intervalltraining 30% weniger Zeit in Anspruch nimmt (Engel et al., 2018). Dies scheint im Kontext Schule mit limitierter Zeit eine große Chance darzustellen.

Auch im Bezug auf das Krafttraining zeigten sich in den letzten Jahren einige Änderungen. Während die Durchführung im Kindesalter noch vor nicht allzu langer Zeit als schädlich galt, konnten Studien dies in der Zwischenzeit entkräften (Menzi et al., 2007). Assunção und Kollegen (2016) stellten in ihrer Studie fest, dass niedrige und hohe Intensitäten vergleichbare Effekte auf die Muskelfitness von Kindern und Jugendlichen haben. So konnte in einem 9-wöchigen Trainingsprogramm eine Experimentalgruppe mit 12-15 Wiederholungen und niedriger Last gleiche Ergebnisse erzielen, wie eine weitere Gruppe mit 4-6 Wiederholungen und hoher Last. Es kann davon ausgegangen werden, dass bei Kindern und Jugendlichen die Anpassungen eher auf neuromuskulären Faktoren beruhen und hypertrophe Aspekte in den Hintergrund gerückt werden (Assunção et al., 2016). Da bereits seit Jahren bekannt ist, dass ein Kraftausdauertraining und eine ausgeprägte Muskulatur auch für Läufer*innen unverzichtbar ist, sollte auch dieser Faktor bei der Verbesserung von Laufleistungen einbezogen werden (Klausmann, 2005).

Während es zuvor um trainingswissenschaftliche Studien ging, lohnt es sich auch im Kontext der Psychologie näher hinzusehen. Das digitale Medium, welches im Homeschooling unumgänglich scheint, bietet einen geeigneten Rahmen für Gamification. Gamification integriert Spiel-Elemente, welche sich Studien zufolge positiv auf die Erfüllung der psychologischen Grundbedürfnisse (Kompetenz, Autonomie, soziale Eingebundenheit) auswirken. Daraus resultierend konnte gezeigt werden, dass dies einen positiven Effekt auf die Motivation und Leistung hat (Sailer, 2016). So scheint Gamification alle Faktoren der Selbstbestimmungstheorie der Motivation nach Deci und Ryan zu erfüllen (1993).

4. Fragestellung

Auf Grundlage der zuvor dargestellten Erkenntnisse stellt sich die Frage, ob es möglich ist im Rahmen von Homeschooling individuell auf die Schüler*innen einzugehen und gleichzeitig die Perspektiven und Kompetenzen des Bildungsplans abzudecken. Dabei soll vor allem unter der Perspektive des Leistens herausgefunden werden, inwieweit eine Verbesserung in diesem Zeitraum messbar ist.

5. Projekt

Die Trainingsphase fand von Juni bis Juli 2021 in Zusammenarbeit mit dem Leistungsfach Sport (Klasse 11) des X- Gymnasiums statt. Die Intention war es, ein individuell gestaltetes Ziel einzelner Schülerinnen und Schüler durch einen spezifisch erstellten Trainingsplan zu verfolgen. Die Studierenden agierten dabei als Mentoren und Coaches.

5.1 Probandenkollektiv

Zu Beginn wurde ein Informationsblatt (Angang A) angfertigt und über die jeweilige Kontaktperson der Schule an die Klassen ausgehändigt. Neben der Erklärung des Vorhabens, wurde über ein beigeltes Formular die Einverständnis eingeholt. Da die Intervention auf Freiwilligkeit beruhte, war die Planbarkeit im voraus stark limitiert. Erst nach Rücklauf der Zettel konnte, durch grob formulierte Ziele der Schüler*innen, mit der ersten Planung angefangen werden. Insgesamt entschieden sich 7 Schüler*innen für die Teilnahme. Im Folgenden soll es um die Fallanalyse einer einzelnen Schülerin gehen.

5.2 spezifisches Vorhaben

Die Schülerin nahm sich vor ihre Zeit über die Mitteldistanz (1500m) zu verbessern. Außerdem wollte sie Übungen zur Steigerung der Sprungkraft kennenlernen. Da der Zeitraum auf vier Wochen begrenzt war, wurde in Absprache mit der betreffenden Schülerin der Hauptfokus auf die Ausdauer gelegt. Die Sprungkraft sollte lediglich als Zusatz dienen. Bei dem Vorhaben ging es vorwiegend darum über die Ausdauer die Perspektive des Leistens kennenzulernen. Darauf aufbauend sollte die Schülerin die zugrundeliegenden Mechanismen erlernen, um den Ausgangszustand verbessern zu können.

Die Schülerin kann (Landesinstitut für Schulentwicklung, 2016a)...

...die Bewegungsqualität des Laufens auf technisch-koordinativ hohem Niveau ausführen

...30 Minuten ohne Unterbrechung in gleichmäßigem Tempo laufen

...spezifische konditionelle Anforderungen des Laufens benennen und ein Training im Hinblick auf das Anforderungsprofil beurteilen

...die Ausdauer gemäß ihrer individuellen Leistungsvoraussetzung weiterentwickeln und dies in der sportbezogenen Anforderungssituation des 1500m-Laufs zeigen

...allgemeine biologische Grundlagen und Einflussfaktoren als Voraussetzung physiologischer Anpassungsprozesse erklären

...ausgewählte Trainingsmethoden (Dauermethode, Intervallmethode) beschreiben und erläutern

...ein individuelles Fitnesstraining ausführen

...funktionelle Gymnastik, Mobilisations- und Dehnübungen zur Steigerung der Fitness und spezifischen Vorbereitung auf sportliche Belastungen anwenden

5.3 Testung

Um die Verbesserungen messbar zu machen, wurde vor der Trainingsphase ein Pre-Test (Anhang B) durchgeführt. Im Anschluss der Trainingsphase erfolgte der Post-Test. Es wurde darauf geachtet den Leistungsstand möglichst unaufwendig und effizient messbar zu machen.

Für die Untersuchung der Ausdauerleistungsfähigkeit wurde die Laufzeit auf 1,5 km bestimmt. Da die Schülerin eine Sportuhr zur Verfügung hatte, wurde darauf zurückgegriffen. Durch das Exit-Game war klar formuliert, dass beim Pre- und Post-Test jeweils dieselbe Strecke gelaufen werden musste. Dadurch konnten Abweichungen aufgrund unterschiedlicher Höhenmeter vermieden werden. Die Schülerin sollte beim Post-Test schneller als ihr „Feind" am Zielort ankommen. Dieser ist im Bus unterwegs, der schneller unterwegs ist als ihre Pre-Test-Zeit. Bei der Ausformulierung des Post-Tests wurde also spielerisch die individuelle Bezugsnorm mit eingebaut.

Um weitere Vergleichswerte zur Verfügung zu haben, bot sich in diesem Feldtest ergänzend die Messung des Erholungspulses an. Mit den Werten kann der Trainingsfortschritt festgestellt werden. Dabei signalisiert ein schnelles Absinken des Pulses in Richtung Ruhepuls einen besseren Trainingszustand (Kibele et al., 2018). Die genauen Beurteilungen sind Tabelle 1 zu entnehmen.

Tabelle 1

Beurteilung des Erholungspulses nach einer Laufleistung (adaptiert nach Kibele et al., 2018)

Beurteilung	Pulsfrequenz 5 min nach Belastungsende
Sehr gut	< 105 Schläge/min
Gut	115-105 Schläge/min
Befriedigend	120-115 Schläge/min
Ausreichend	130-120 Schläge/min
Mangelhaft	> 130 Schläge/min

Für den Zusatz des Sprungkrafttrainings wurde außerdem der Jump & Reach-Test hinzugezogen. Dieser zeichnet sich vor allem durch die leichte Durchführung und die Unabhängigkeit des Ortes aus. Außerdem besitzt er eine hohe ökologische Validität für die Vorhersage von Sprunghöhen bei denen die Flugphase leistungslimitierend ist (Menzel et al., 2010).

5.4 Trainingsphase

Auf Grundlage des Ausgangszustands wurde mit Hilfe wissenschaftlicher Evidenz und methodisch-didaktischer Theorien ein individueller Trainingsplan für die Schülerin konstruiert. Dabei sollte neben dem Erreichen des definierten sportlichen Ziels vor allem die kreative Umsetzung im Homeschooling-Umfeld fokussiert werden. Da die Schülerin eine gewisse Antipathie gegenüber des ausdauernden Laufens beschrieb, wurden verschiedene Methodiken in den Trainingsplan mit eingebaut. Es wurde davon ausgegangen, dass die Schülerin vor dem Trainingsvorhaben lediglich eine grobe Vorstellung des Ausdauerbegriffs hat, jedoch wenig Wissen über die Verbesserung der sportlichen Leistung und des Trainings in diesem Bereich mitbringt.

Als Voraussetzung galt es Materialien und Durchführungen zu wählen, die im heimischen Setting umsetzbar sind. Aus diesem Grund wurde häufig das eigene Körpergewicht integriert und städtische Bauweisen wie Treppen mit eingebunden. Im Rahmen der digitalen Umsetzung wurde mit der Schülerin abgesprochen welche Mittel dieser zur Verfügung stehen. Da die

Schülerin Zugang zu Kopfhörern, mobilen Daten, einer Handykamera und App-Downloads hatte, konnte ein großes Repertoire an Methoden integriert werden. Als Kommunikation wurde für die größeren Daten das E-Mail-Format gewählt. Der restliche Austausch erfolgte über WhatsApp.

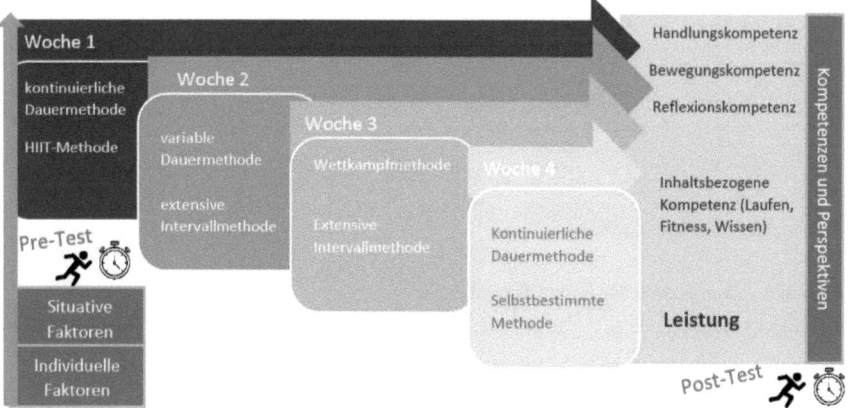

Abbildung 1. Struktur des Trainingsvorhabens

Die Trainingsphase wurde auf vier Wochen festgelegt. Die Schülerin erhielt zu Beginn einen groben Überblick über die acht Einheiten (2 pro Woche). Die ausformulierten Coaching-Anweisungen (Anhang D) erfolgten am Mittwoch bzw. Sonntag der jeweiligen Woche. Zwischen diesen Tagen konnte die Schülerin selbstbestimmt ihr Training absolvieren. Dies sorgte für die nötige Flexibilität, um der Schule und dem Vereinssport nicht im Wege zu stehen. Es wurde klar kommuniziert, dass die Mentorin jederzeit für Rückfragen oder Anregungen/Kritik zur Verfügung steht. Außerdem wurden bewusst am Ende der Einheit Fragen oder Aufgaben gestellt, um in Kontakt zu bleiben und die Umsetzung gemeinsam zu reflektieren. Der allgemeine Aufbau einer Trainingseinheit bestand aus Warm-Up, Hauptteil und Schluss mit Stretching oder Reflexion. Wie den nachfolgenden Beschreibungen (nähere Details siehe Anhang D) zu entnehmen ist, wurde auf verschiedene trainingswissenschaftliche Prinzipien (z.B. Variation und Wechsel oder trainingswirksamer Belastungsreiz) geachtet. So wurde beispielsweise verhindert, dass durch eine monotone Gestaltung die Leistungsentwicklung stagniert (Zintl & Eisenhut, 2009). Bei den Belastungsbereichen empfehlen Hottenrott und Neumann (2008) 60% des Trainings im Grundlagenausdauer (GA) 1, 25%im GA 2 und 15% im wettkampfspezifischen Ausdauerbereich zu absolvieren. Aufgrund der begrenzten Zeit wurde bei der vorliegenden Fallanalyse eine Wocheneinheit mit geringer Intensität (Dauermethode) und die andere mit hoher Intensität (Wettkampf-, Wiederholungs- bzw. Intervallmethode) ausgeführt. Anfangs wurde diese Trainingssteuerung lediglich grob abgeschätzt. Im Verlauf der Trainingsphase wurde der Herzfrequenzbereich über die Uhr mit einbezogen.

Tabelle 2

Herzfrequenz bei unterschiedlichen Belastungsbereichen (adaptiert nach Dransmann, 2020)

Belastungsbereich	Prozent der maximalen Herzfrequenz
GA 1	65 - 80% HF_{max}
GA 1-2	80 - 85% HF_{max}
GA 2	85 - 90% HF_{max}
Wettkampfspezifisch	> 90% HF_{max}

Einheit 1 - „Laufcoach Maren zu Besuch"

Die Einheit stellt den Einstieg in die Trainingsphase dar. Es geht darum die Grundlagen des Laufens kennenzulernen. Die Nike Running Club App bietet geführte Läufe an, die sich anfühlen sollen, als wäre ein Trainingscoach immer an der Seite der Schülerin. Die Schülerin teilte im ersten Kontakt mit, das Laufen „nicht ihr Ding" sei. Aus diesem Grund wurde dieser geführte Lauf ausgewählt. Der Coach betont dabei nicht nur wie wichtig es ist locker zu laufen, sondern nimmt auch den Druck aus den Leistungsansprüchen. Bei dem Lauf handelt es sich um einen 30- minütigen Dauerlauf. Die kontinuierliche Dauermethode sorgt für eine Verbesserung der $VO2_{max}$ und der allgemeinen Herz-Kreislauf-Leistung (Kibele et al., 2018). Die Einheit verbindet außerdem konditionelle Grundfähigkeiten und Fachwissen, welches durch den Laufcoach während des Trainings als Input gegeben wird. Damit sorgt der Lauf für eine Verbesserung der Bewegungskompetenz. Im Anschluss erfolgt ein 20- minütiger Kraftzirkel mit dem eigenen Körpergewicht. Es wird dabei angegeben welche Muskelgruppen trainiert werden und was es zu beachten gilt. Da die Schülerin bestätigte die meisten der Übungen zu kennen, wurden lediglich einzelne Faktoren besprochen, um eine Fehlhaltung und damit verbundene Verletzung zu vermeiden. Durch die Anweisung einer „kontrollierten, langsamen Ausführung" ist die Intensität der gesamten Einheit als gering einzustufen. Es wird daher von Belastungen im aeroben Bereich ausgegangen und einer damit einhergehenden Anpassung des Herz-Kreislauf-Systems und des Fettstoffwechsels (Kibele et al., 2018).

Einheit 2 - „Das Auf und Ab der Geschwindigkeit"

Bei der zweiten Trainingseinheit liegt der Fokus auf der Intervallmethode. Nach einem 10-minütigen Aufwärmen erfolgen Treppenläufe und Sprints in unterschiedlichen Variationen. Mit dieser Trainingsform soll sowohl die Sprungkraft als auch die Kraftausdauer trainiert werden. Insgesamt sind diese Übungen als sehr intensive und anspruchsvolle Trainingselemente einzuordnen. Dabei sollen sich beispielsweise die anaerobe Energiebereitstellung und die maximale Sauerstoffaufnahme verbessern (Kibele et al., 2018). Am Ende wird bei dieser anspruchsvollen Trainingseinheit eine ausführliche Reflexion mit der Schülerin durchgeführt.

Einheit 3 – „Quer durch die Stadt"

Bei dem folgenden Training handelt es sich erneut um eine Form der Dauermethode. Um den Lauf spannender zu gestalten und Zwischenetappen festzulegen, wurde eine Art Schnitzeljagd durch die Stadt Konstanz konzipiert. Dabei mussten nicht nur Aufgaben erledigt werden, auch wissenschaftliche Fakten waren Bestandteil der Trainingseinheit. Im Anschluss erfolgte außerdem ein Sprung-ABC. Dieses hatte nicht nur die Verbesserung der Sprunghöhe als Ziel, sondern soll auch einen kraftvollen Abdruck bei den zukünftigen Läufen mit sich bringen. Anders als in der Einheit zuvor finden die Sprünge in der Ebene statt, um eine geringere Intensität zu bewirken. Zum Abschluss werden Stretching-Übungen für die unteren Extremitäten durchgeführt. Dadurch kann nicht nur die Bewegungsreichweite erweitert werden, sondern Studien zufolge auch eine Verbesserung des Körper- und Muskelgefühls hervorgerufen werden (Becker & Bös, 2009).

Einheit 4 – „Höher, schneller, besser"

Das hier dargestellte Training erfolgt im Vergleich zur ersten Einheit der Woche mit einer hohen Intensität (Intervall- bzw. Wiederholungsmethode). Mit der Nike Running Club App werden das erste Mal längere Intervalle gelaufen. Dabei gibt der Coach exakt vor wann und mit welcher Intensität gelaufen wird und wie dazwischen regeneriert werden soll (lohnende Pausen). Durch die genauen Anweisungen kann sich die Schülerin vollumfassend auf ihre Intervalle konzentrieren und lernt dabei etwas über die Anpassungsvorgänge in ihrem Körper kennen. Darauffolgend wird, wie in der Woche zuvor, ein Kraftzirkel umgesetzt. Dabei erfolgt die Anweisung einer schnellen Ausführung, um die Belastung weiter hoch zu halten. Da es nicht nur um die Steigerung der Sprungkraft geht, sondern vor allem der Wunsch nach Wissenserwerb passender Übungen vorhanden war, wurde darauf geachtet stets neue Umsetzungen einzubauen und am Ende auf weitere Trainingsmethoden (Yoga) zu verweisen.

Einheit 5 – „Die Stadt gehört uns!"

In der dritten Woche geht es vorwiegend darum ein Laufgefühl zu bekommen und weitere Fakten für einen ökonomischen Laufstil umzusetzen. Hierfür werden zu Beginn der Einheit Fußgelenksübungen durchgeführt. Dabei muss kommuniziert werden, dass eine korrekte, kontrollierte Ausführung von großer Bedeutung ist. Demonstriert werden die Übungen anschaulich per Video. Im Anschluss folgt ein intensiver Lauf in gesteigertem Tempo (Wettkampfmethode). Im Fokus steht dabei die Verbesserung des Geschwindigkeitsempfindens und das gleichmäßige Laufen trotz erhöhter Intensität. Der Rhythmus der Musik soll hier unterstützend wirken. Um die Einheit abzurunden, wurde das anschließende Sprungkrafttraining ebenfalls mit Musik durchgeführt. Als Abwechslung wurde dies durch Seilspringen in verschiedenen Variationen realisiert.

Einheit 6 – „Die letzten Vorbereitungen"

Für die Intervalleinheit der Woche wird darauf geachtet, dass die Schülerin immer selbständiger in der Durchführung ihres Trainings wird. Mit der App Actionbound ist zwar eine Unterstützung im Aufbau der Intervalle gegeben, das Zeitmanagement muss jedoch selbstverantwortlich umgesetzt werden. Außerdem kann auf Wunsch näher auf die Herzfrequenz als Trainingssteuerung eingegangen werden. Dadurch kann mit Hilfe einer Sportuhr die Intensität der Intervalle besser eingeschätzt und der Trainingsreiz spezifischer umgesetzt werden. Für die Krafteinheit wird ein Bingo gewählt. Da nun eine Vielzahl an Übungen bekannt sind, kann dies ohne große Erklärungen durchgeführt werden.

Einheit 7 – „Nur wenn wir das Ziel kennen, finden wir den Weg"

Um den Dauerlauf dieses Trainingstags spannender zu gestalten, soll die Schülerin die Antwort auf eine Frage in Form eines GPS-Bilds ihrer Laufstrecke geben. Es wird klar kommuniziert, dass die Form lediglich erkennbar sein sollte. Die Aufgabe darf das eigentliche Vorhaben einer Laufeinheit nicht einschränken. Als Kraftkomponente wird erneut ein Sprung-ABC durchgeführt. Die Übungen sind mittlerweile komplexer und anspruchsvoller in ihrer Umsetzung. Daher sind sie nur mit einem ausreichenden Aufwärmprogramm zu empfehlen, welches durch den Dauerlauf gegeben ist.

Einheit 8 – „Die Uhr tickt!"

Die letzte Einheit vor dem Post-Test sollte mit einem guten Gefühl abgeschlossen werden. Aus diesem Grund wird als Warm-Up ein Dance-Workout gewählt. Um der Schülerin zu zeigen, wie selbstbestimmt sie mittlerweile ihr Training gestalten und umsetzten kann, wird die Einheit sehr frei gestaltet. Es werden lediglich Zeitvorgaben und grobe Orientierungen (Bergsprints, Sprungkrafttraining) vorgegeben. Außerdem werden Tipps als Anhaltspunkte formuliert. Mit dieser Einheit wird vor allem die Reflexionskompetenz weiterentwickelt. Die Schülerin muss ihr eigenes Handeln selbstbestimmt steuern und ihre Entscheidungen hinterfragen.

6. Ergebnisse

Wie der Abbildung 2 zu entnehmen ist, lief die Schülerin bei den beiden Tests nicht exakt die gleiche Distanz. Da die Strecke an sich jedoch dieselbe war, kann dies vernachlässigt und über die durchschnittliche Pace auf 1,5 km heruntergerechnet werden. Damit ergibt sich beim Pre-Test eine Gesamtzeit von 7 min und 5 sek. (Ø-Pace: 4:43min/km), während die Schülerin beim Post-Test 6 min und 32 sek. (Ø-Pace: 4:21 min/km) lief. Prozentual macht dies eine Verbesserung von ca. 7,06%.

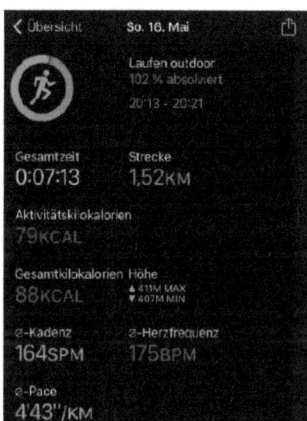 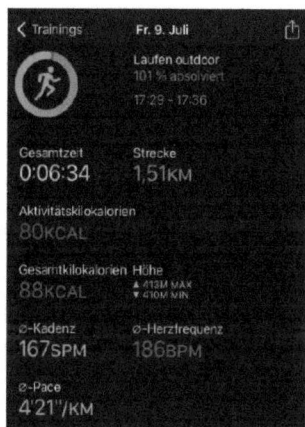

Abbildung 2. Ergebnisse des Pre (links)- und Post (rechts)-Tests.

Der Erholungspuls 5 min nach Durchführung des Pre-Tests lag bei 90 Schlägen pro Minuten. Beim Post-Test zeigte sich ein Wert von 88 Schlägen pro Minute. Beurteilt man diese Werte anhand der Bereiche aus Tabelle 1 sind beide Ergebnisse als „sehr gut" einzuordnen.

Da die Schülerin durch die Fitnessuhr noch weitere Werte angeben konnte (siehe Abbildung 2), lohnt es sich auch diese näher zu betrachten. Auffallend ist dabei vor allem die Herzfrequenz. Es läge die Vermutung nahe, dass die Frequenz durch ein vergrößertes Herzvolumen verringert werden hätte müssen. Die Werte können jedoch durch die schnellere Laufgeschwindigkeit begründet werden. Damit würde man davon ausgehen, dass die Laktattoleranz gestiegen ist und auch in diesem Herzfrequenzbereich noch mehrere Minuten gelaufen werden konnte.

Als Zusatz wurde die Sprungkraft gemessen. Ohne springen ergab die Messung 2,12 m, mit Springen 2,46 m. Dieser Wert konnte beim Post-Test lediglich um einen Zentimeter verbessert werden.

7. Diskussion

Die Verbesserungen der Schülerin im Ausdauerbereich sind als Erfolg einzuordnen. Die zugrundeliegenden Prozesse oder Strukturen lassen sich jedoch ohne laboratorische Analysen nur durch wissenschaftliche Theorien vermuten. Für eine ganzheitliche Einschätzung bedarf es aufwändiger spiroergometrischer Untersuchungen, um die maximale Sauerstoffaufnahme, Laktatstufen oder Herzfrequenzverläufe einordnen zu können (Wonisch et al., 2017).

Im Kontext der Leistungsüberprüfung müssen mögliche Abweichungen vom realen Wert kritisch hinterfragt werden. Die Schülerin filmte sich zwar bei der Ausführung des Jump & Reach Tests, die komplette Durchführung konnte dabei jedoch nicht im Detail gesehen werden. Außerdem können bei der Laufleistung die Verkehrslage und das Wetter einen Einfluss auf die gelaufene Zeit nehmen.

Bei der kreativen Umsetzung muss bedacht werden, dass der Trainingseffekt durch Ablenkungen vermindert werden kann. Betrachtet man beispielsweise den Formenlauf ist davon auszugehen, dass die Schülerin nicht gleichmäßig und konstant laufen konnte, weil sie darauf fokussiert war exakt die richtigen Abzweigungen zu finden. Da die Dauermethode durch eine zyklische Belastung ohne Pausen gekennzeichnet ist, besteht das Risiko diesen Aufbau durch die Erweiterung um kreative Komponenten zu gefährden (Dransmann, 2020).

Des Weiteren ist das hier dargestellte Trainingsprogramm nur mit den nötigen digitalen Mitteln umsetzbar. Umfragen ergaben zwar, dass 88% der 12- bis 19-Jährigen ein Smartphone besitzen, dennoch würde das Programm im Klassenverbund zum Ausschluss einzelner Schülerinnen oder Schüler führen (Kühn & Lampert, 2015). Trotz den aufgeführten Punkten zeigen sowohl das Feedback der Schülerin als auch die oben dargestellten wissenschaftlichen Erkenntnisse, dass Gamification eine große Chance für die Steigerung der Motivation sein kann.

Insgesamt ist jedoch zu betonen, dass unterschiedliche Bereiche mit dem Programm abgedeckt werden konnten. Die Bewegungskompetenz konnte durch die konditionellen und koordinativen Fähigkeiten, sowie den technischen Fertigkeiten gefordert werden. Außerdem wurde an unterschiedlichen Stellen theoretisches Wissen (Energiebereitstellung, Trainingsmethoden etc.) integriert und für das bessere Verständnis direkt mit der Praxis verbunden. Gerade dieser Aspekt brachte für die Schülerin einen bedeutenden Mehrwert mit sich. Darüber hinaus wurde der Reflexionskompetenz Raum gegeben, um die selbstbestimmte Steuerung des Handelns weiterzuentwickeln. Nachbesprechungen der Trainingseinheiten waren dabei ein wichtiges Mittel und auch die eigenständig geplanten bzw. durchgeführten Einheiten gegen Ende des Zeitraums trugen ihren Teil dazu bei.

Die aufgeführten Punkte spiegeln sich auch in dem Feedbackbogen wider (Anhang F). Auffallend bei der Bewertung der einzelnen Trainingseinheiten ist, dass gerade die Apps am schlechtesten eingestuft wurden. Die Schülerin gab bei Rückfragen an, dass sie den Laufcoach während der Einheit als störend empfand. Auch wenn die Informationen während des Laufs eine Zeitersparnis mit sich bringen, muss daher überdacht werden, ob der theoretische Input an anderer Stelle besser funktioniert. Um das Feedback einordnen zu können haben 5 weitere Jugendliche die digitalen Einheiten absolviert und bewertet. Hierbei waren bei 3 Personen gerade diese Einheiten am beliebtesten. Dies zeigt, dass die Lerntypen sich auch im Sport stark voneinander unterscheiden und das subjektive Empfinden von großer Bedeutung ist.

8. Fazit und Ausblick

Insgesamt ging es in dem Vorhaben um eine kreative Umsetzung eines differenzierten Unterrichtsvorhabens im Rahmen digitaler Möglichkeiten. Das Leisten sollte dabei zwar im Mittelpunkt stehen, jedoch genug Freiraum für die Wünsche der Schülerin vorhanden sein.

Nachdem die Institution Schule seit der Corona-Pandemie und dem damit verbundenen Lockdown vermehrt in der Kritik steht, zeigt dieses Programm wie viel Freiraum der Bildungsplan in der Gestaltung des Unterrichts bietet. Im Zeitalter der Digitalisierung lohnt es sich auch einmal über den Tellerrand zu blicken und neue Methoden bzw. Umsetzung auszuprobieren. Dennoch muss bedacht werden, dass bei einer gesamten Klasse nicht auf alle Ziele im Detail eingegangen werden kann. Der hier vorgestellte Trainingsplan ist mit den nötigen Voraussetzungen jedoch auch für einen gesamten Klassenverbund realisierbar. In diesem Kontext können unterschiedliche Differenzierungsmethoden für eine individuelle Anpassung an das Ausgangsniveau sorgen.

Insbesondere die Ausdauer scheint als Themengebiet eine gute Chance zu bieten in kurzer Zeit Erfolge in der Leistungssteigerung sichtbar zu machen. Ferner bietet Gamification einen alternativen Rahmen spielerisch die Perspektive des Leistens kennenzulernen.

Um der Problematik des Aufwands in der Vorbereitung entgegenzuwirken wäre ein Zusammenschluss mit dem Kollegium denkbar. Somit könnten mehr Trainingsprogramme angeboten werden. Auch wenn die digitale Welt den persönlichen Lehrer-Schüler-Kontakt nicht allumfassend ersetzten kann, bietet sie die Chance mit dem nötigen Engagement auch zu Hause die Leistungsfähigkeit der Schülerinnen und Schüler steigern zu können.

Literaturverzeichnis

Andresen, S., Lips, A., Möller, R., Rusack, T., Schröer, W., Thomas, S. & Wilmes, J. (2020). *Erfahrungen und Perspektiven von jungen Menschen während der Corona-Maßnahmen.*

Anger, C., & Plünnecke, A. (2020). *Homeschooling und Bildungsgerechtigkeit* (Nr. 44). IW-Kurzbericht.

Assuncao, A. R., Bottaro, M., Ferreira-Junior, J. B., Izquierdo, M., Cadore, E. L., & Gentil, P. (2016). The chronic effects of low-and high-intensity resistance training on muscular fitness in adolescents. *PloS one, 11*(8), e0160650.

Becker, C. & Bös, K. (2009). Dehnen im Laufsport. *B&G Bewegungstherapie und Gesundheitssport, 25*(02), 58–61.

Deci, E. L. & Ryan, R. M. (1993). Die Selbstbestimmungstheorie der Motivation und ihre Bedeutung für die Pädagogik. Vorab-Onlinepublikation.

Dransmann, M. (2020). *Hochintensives Intervalltraining vs. extensive Dauermethode.* Springer Fachmedien Wiesbaden. https://doi.org/10.1007/978-3-658-29154-9

Engel, F. A., Wagner, M., Roth, A., Scharenberg, S., Bossmann, T., Woll, A. & Sperlich, B. (2018). Hochintensives Intervalltraining im Sportunterricht. *German Journal of Exercise and Sport Research, 48*(1), 120–128. https://doi.org/10.1007/s12662-018-0492-5

Hottenrott, K. & Neumann, G. (2008). Methodik des Ausdauertrainings. Schorndorf: Hofmann.

Kibele, A., Konopka, H.-P., Hess, J. & Hillebrecht, M. (Hrsg.). (2018). *Materialien S II. Trainingslehre: Materialien S II.* Westermann.

Klausmann, H. O. (2005). *Vision Ausdauer: Ganzheitliches Ausdauerprogramm zur Steigerung von Fitness und Leistung ; Diagnostik, Systematik, Regeneration. Sportwissenschaft: Bd. 5.* LIT-Verl.

Kühn, J. & Lampert, C. (2015). *Mobile Internetnutzung von Kindern und Jugendlichen: Eine qualitative Studie zur Smartphone- und Tablet-Nutzung von Zwei- bis 14-Jährigen. Arbeitspapiere des Hans-Bredow-Instituts: Nr. 35.* Hans-Bredow-Institut für Medienforschung an der Universität Hamburg. http://www.hans-bredow-institut.de/webfm_send/1108

Landesinstitut für Schulentwicklung. (Hrsg.) (2016a). Bildungsplan 2016 Gymnasium.

Landesinstitut für Schulentwicklung. (Hrsg.) (2016b). Bildungsplan 2016 Sekundarstufe 1/Gymnasium. Beispielcurriculum für das Fach Sport

Leopoldina, Nationale Akademie der Wissenschaften (2020): 3. Ad-hoc-Stellungnahme der Leopoldina: Corona-virus-Pandemie –Die Krise nachhaltig überwinden vom 13. April 2020. Online abrufbar unter: https://www.leopoldina.org/uploads/tx_leopublication/2020_04_13_Coronavirus-Pandemie-Die_Krise_nachhaltig_%C3%BCberwinden_final.pdf[zuletzt abgerufen am 02.09.20].

Lorenz, R. & Endberg, M. (2019). Welche professionellen Handlungskompetenzen benötigen Lehrpersonen im Kontext der Digitalisierung in der Schule? *MedienPädagogik: Zeitschrift für Theorie und Praxis der Medienbildung,* 61–81.

Menzel, H.-J., Chagas, M. H., Szmuchrowski, L. A., Araujo, S. R., Campos, C. E. & Giannetti, M. R. (2010). Usefulness of the jump-and-reach test in assessment of vertical jump performance. *Perceptual and motor skills*, *110*(1), 150–158.

Menzi, C., Zahner, L., & Kriemler, S. (2007). Krafttraining im Kindes-und Jugendalter. *SCHWEIZERISCHE ZEITSCHRIFT FUR SPORTMEDIZIN UND SPORT TRAUMATOLOGIE*, *55*(2), 38.

Sailer, M. (2016). *Die Wirkung von Gamification auf Motivation und Leistung* [Dissertation, Springer Fachmedien Wiesbaden GmbH]. GBV Gemeinsamer Bibliotheksverbund.

Wonisch, M., Hofmann, P., Förster, H., Hörtnagl, H., Ledl-Kurkowski, E. & Pokan, R. (Hrsg.). (2017). *Kompendium der Sportmedizin: Physiologie, Innere Medizin und Pädiatrie* (2. Auflage). Springer.

Zintl, F. & Eisenhut, A. (2009). *Ausdauertraining: Grundlagen, Methoden, Trainingssteuerung* (7. Aufl.). *BLV Sportwissen*. blv-Buchverl.

Anlagen mit Anlagenverzeichnis

Liebe Eltern, liebe Schülerinnen und Schüler,

was passiert, wenn eine pandemiebedingte Schulsportflaute auf neun hochmotivierte, von Tatendrang geplagten Sportstudierende trifft?

Wir als angehende Sportlehrer*innen haben die Chance den Sportunterricht für Ihre Kinder auf eine noch nie da gewesene Art und Weise aufleben zu lassen! Zusammen mit Ihren Kindern gehen wir individuell auf deren Wünsche und Ziele in ausgewählten schulsportrelevanten Disziplinen ein. Ziel ist es in einer vierwöchigen Trainingsintervention durch individuell angepasste Trainingspläne und Personal-Training die Leistung der Schüler*innen (nachweislich) zu verbessern.

Wir bieten euch zwei Bereiche an:

Bereich 1: Koordination mit Bällen

Du hast Lust deine Fähigkeiten mit Bällen zu verbessern? Wir helfen dir dabei!

Dein Ziel kann sportartübergreifend oder auch in einer Ballsportart sein:
Fußball, Handball, Basketball und Volleyball.

Beispiele wären: dein Ballhandling verbessern, deine Pässe/Zuspiele optimieren oder deine Freiwurfquote im Basketball verbessern, den Torabschluss im Fußball optimieren, Jonglieren im Fußball lernen/verbessern usw.

Du hast spezielle Vorschläge oder Wünsche? Wir freuen uns auf deine eigenen Ideen!

Auch wenn du bisher immer dachtest, dass du nicht der geborene Ballsportler bist, ist das eine tolle Möglichkeit, dich abseits des Sportunterrichts zu verbessern und danach dich selbst und deine Mitschüler im Sportunterricht mit deinen neuen Fähigkeiten zu überraschen.

Bereich 2: Laufen, Springen, Werfen

Der Bereich Laufen, Springen, Werfen reicht von Beweglichkeit und Schnelligkeit zu Ausdauer und Kraft. Hier entwerfen wir einen Trainingsplan für euch, mit dessen Hilfe ihr eure individuelle Leistung in einem von euch festgelegten Ziel verbessern könnt. Sei es einmal die 100 Meter in unter 13 Sekunden zu laufen, endlich einen Handstand zu stehen, einen Spagat zu schaffen, einmal um den Bodensee zu joggen, oder auch jede andere Art von Bewegung, die in diesen Bereich passt! Wir sind offen für jeden Vorschlag und freuen uns darauf mit euch zusammenzuarbeiten.

Überlege dir zunächst in welchem Bereich du dich verbessern möchtest und kreuze eine Option an.

☐ Koordination mit Bällen
☐ Laufen, Springen, Werfen

Überlege anschließend was genau du verbessern möchtest, z.B.: „Ich möchte 30 Liegestützen am Stück schaffen". Falls dir hier noch nichts einfällt, beraten wird dich gerne noch am Anfang. Überlege dir dennoch einen genaueren Bereich, z.B. Koordination mit Bällen: Fußball, Laufen: Ausdauer, Kraft, …

Genaue Zielsetzung:

_____

Für die Eltern:

Datenschutzhinweise
- Die Erhebung und Verarbeitung personenbezogener Daten, wie z.B. die Leistungstestung der Schülerinnen und Schüler unterliegen einem besonderen Schutz und werden nur in schulischem bzw. universitären Rahmen gemäß Datenschutz verwendet. Sie werden nicht an Dritte vermittelt.
- Namen von Schülerinnen und Schülern werden zu keinem Zeitpunkt erwähnt.
- Um den Datenschutz sicherzustellen, sind die Zugriffsrechte so gestaltet, dass Unbefugte nicht an die Informationen kommen können.
- Die Daten werden grundsätzlich nur solange verarbeitet, wie sie für die Zwecke, für die sie erhoben worden sind, erforderlich sind. Im Anschluss der Betreuungszeit werden sie umgehend gelöscht.
- Die Einwilligung kann jederzeit widerrufen werden.

Mein(e) Sohn/Tochter darf sich während einer sportlichen Übung filmen und das aufgenommene Video bei seinem/seiner Trainer(in) einreichen. Nur der/die Trainer(in) wird das Video sehen.
- ☐ Ja
- ☐ Nein
- ☐ Ja, aber mit folgenden Einschränkungen: _____

Mein(e) Sohn/Tochter darf sich zum Training mit seinem/seiner Trainer(in) online über BigBlueButton treffen.
- ☐ Ja
- ☐ Nein
- ☐ Ja, aber mit folgenden Einschränkungen: _____

Mein(e) Sohn/Tochter darf zur Kommunikation mit seinem/seiner Trainer(in) sein(e) folgende Tools verwenden.
- ☐ E-Mail, E-Mail-Adresse: _____
- ☐ Whatsapp, Handynummer: _____
- ☐ SMS, Handynummer: _____

Hiermit willige ich ein, dass mein(e) Sohn/Tochter am Sportprogramm, mit den oben angekreuzten Einschränkungen und unter den beschriebenen Datenschutzhinweisen, teilnehmen darf.

Vor- und Nachname des Kindes: _____

Ort/Datum   Unterschrift Erziehungsberechtigte(r)

_____   _____

Bitte gebt den ausgefüllten Bogen bis spätestens **12.05.** bei der zuständigen Lehrperson ab!

KONSTANZ IN GEFAHR!

Hallo,

mein Name ist ...nein, ich darf Dir das leider nicht sagen. Nun gut, ich bin Privatermittlerin und habe einen anonymen Hinweis erhalten. Die Stadt Konstanz scheint in großen Schwierigkeiten zu stecken. In 4 Wochen soll es so weit sein. Ich habe herausgefunden, dass eine Gruppe Investoren mit dem Privatjet einfliegen wird. Sie wollen danach direkt mit dem Bus weiter zum Zielort. Wo genau dieser liegt ist streng geheim. Ich habe jedoch herausgefunden, dass Du genau an der Bushaltestelle wohnst, bei der sie einsteigen werden. In 4 Wochen muss alles schnell gehen, deshalb brauche ich Deine Hilfe! Wir werden erst bei ihrer Landung erfahren, wo wir hinmüssen, um ihre Mission stoppen zu können. Unsere einzige Chance wird es sein schneller als die Investoren dort anzukommen. Lass uns schon einmal testen, wie schnell du im Vergleich zu den öffentlichen Verkehrsmitteln bist!

Starte an der nächstgelegenen Bushaltestelle und laufe 1,5 km in eine beliebige Richtung entlang der Buslinie. Stoppe dabei die Zeit. Nutze dafür am besten direkt eine Tracking-App (Empfehlung: Nike Run Club). <u>Wichtig:</u> Auch wenn das ein Test ist, geht Sicherheit im Straßenverkehr vor!

Da du in 4 Wochen dort auch einen Code eingeben musst, wirst du ruhige Hände brauchen. **Teste daher <u>5 min nach deinem Lauf</u> Deinen Puls, um zu sehen, ob Du das bewältigen kannst.**

Als letztens muss ich noch herausfinden, ob Du genug Sprungkraft hast, falls die Investoren uns Hindernisse in den Weg stellen. Führe dafür in der nächsten Schulstunde den **Jump & Reach Test** durch. Die Durchführung ist im folgenden Video erklärt (du hast 2 Versuche): **https://www.youtube.com/watch?v=J1UiLSsR6IY.**

Nur gemeinsam werden wir herausfinden, was die Investoren vorhaben. Es gibt einige anonyme Hinweise, die ich noch nicht einordnen kann. Vielleicht schaffen wir es die nächsten Wochen gemeinsam herauszufinden, was sie genau geplant haben und können die Stadt Konstanz retten.

Liebe Grüße und bis bald!

LAUFZETTEL

Lösungs-Codes & Feedback

4 Wochen – 8 Missionen – 1 Ziel

01   **Laufcoach Maren zu Besuch**   ☆☆☆☆☆   Code:_____

02   **Das Auf und Ab der Geschwindigkeit**   ☆☆☆☆☆   Code:_____

03   **Quer durch die Stadt**   ☆☆☆☆☆   Code:_____

04   **Höher, schneller, besser**   ☆☆☆☆☆   Code:_____

05   **Die Stadt gehört uns!**   ☆☆☆☆☆   Code:_____

06   **Die letzten Vorbereitungen**   ☆☆☆☆☆   Code:_____

07   **Nur wenn wir das Ziel kennen, finden wir den Weg**   ☆☆☆☆☆   Code:_____

08   **Die Uhr tickt!**   ☆☆☆☆☆   Code:_____

Das hat mir gefallen:

Das könnte man besser machen:

20

TRAININGSPLAN

SPRUNGKRAFT & MITTELDISTANZ

4 Wochen – 8 Missionen – 1 Ziel

01 ☐ **Laufcoach Maren zu Besuch**
50 min

02 **Das Auf und Ab der Geschwindigkeit**
50 min

03 ☐ **Quer durch die Stadt**
55-60 min

04 **Höher, schneller, besser**
45 min

05 ☐ **Die Stadt gehört uns!**
40-45 min

06 **Die letzten Vorbereitungen**
50 min

07 ☐ **Nur wenn wir das Ziel kennen, finden wir den Weg**
50 min

08 **Die Uhr tickt!**
40 min

21

Hallo X,

ich hoffe Du konntest Dich seit unserem letzten Kontakt gut erholen, denn wir haben Großes vor. Ich habe vorweg super Neuigkeiten. Maren Schiller wird unsere Mission als Laufcoach begleiten. Aus diesem Grund übergebe ich ihr heute den Ausdauerteil des Trainings.

Lade Dir die Nike Run Club App herunter. Unter „Geführte Läufe" findest du bei den streckenbasierten Läufen den „5-km-Lauf". Du kannst währenddessen eigene Musik hören. Maren wird sich immer wieder zuschalten, um Dir Tipps zu geben. Also: Schnapp Dir Deine Kopfhörer und starte den Lauf in der App.

Doch nicht nur das. Sie hat eine Ziffer, die Du später noch einmal benötigen wirst. Sie ist in folgender Frage versteckt:

In welchem Viertel eines Laufs kommt es laut Maren bei den meisten Läufer*innen zu einem müden Zustand und verminderter Aufmerksamkeit? _____. Viertel

Nach dem Lauf ist vor dem Krafttraining. Wenn Dir die Übungen zu einfach sind, kannst Du Zusatzgewichte dazunehmen (z.B. Wasserflaschen).

	Lunges	
Trainiert:	Gesäß, Oberschenkel	
Beachte:	Großer Ausfallschritt, Oberkörper gerade, Knie ragt nicht über Fußspitze, Körperspannung	

ca. 20 min

evtl. Wasserflaschen

	Squats	
Trainiert:	Beine, Gesäß	
Beachte:	Schulterbreiter Stand, Knie und Zehen zeigen leicht nach außen. Core fest, Oberkörper aufrecht. Hüfte nach hinten schieben.	

kontrollierte,
langsame Ausführung

	Hip Thrust	
Trainiert:	Gesäß, Beinrückseite, unterer Rücken	
Beachte:	Po anspannen und Hüfte so weit wie möglich hochdrücken. Po während den Bewegungen nicht ablegen.	

5 Runden
40 sek. Plank
30x Lunges (15 Links, 15 Rechts)
20x Squats
15x Hip Thrust
1 min Pause

	Plank	
Trainiert:	Ganzer Körper	
Beachte:	Unterarmstütz, Körperspannung, nicht „durchhängen"	

Liebe Grüße und bis bald!

Hallo X,

heute steht das Auf und Ab der Geschwindigkeit im Fokus. Wir trainieren die Sprungkraft und gleichzeitig durch die Intervalle auch Deine Schellkraft und Schnelligkeitsausdauer, die wir zum Laufen brauchen.

Wie lange?	Was?	Wo? + Material?
10 min: Jede Übung 1 min (2 Durchgänge) Jede Übung 1 min (2 Durchgänge)	**Aufwärmen** 1. Variante – mit Seil - Beidbeiniges Springen mit Zwischensprung - Beidbeiniges Springen ohne Zwischensprung - Einbeiniges Springen: Abwechselnd rechts & links - Einbeiniges Springen: li-li-re-re-li-li-re-re... - Doppelschwünge **oder** 2. Variante – ohne Seil - Hampelmann - Knieheber - Mountain Climber - Burpees - Squat Jumps	Sprungseil
25 min Jede Übung 3-mal Rückweg normal gehen zur Erholung	**Treppensprünge (siehe Video)** - Kniehebelauf/Skippings - 2 Stufen im schnellen Lauf überwinden - 3 Stufen springend überwinden - mit dem rechten Bein springend (immer eine Stufe) - mit dem linken Bein springend (immer eine Stufe) - Beidbeinige Schlusssprünge prellend (eine Stufe) - Squat-Jump-Variation Nimm dir zwischen den Übungen genug Erholungspause!	20 Stufen einer Treppe, die nicht allzu hoch sind
15 min	**Kurzsprints:** 1x 20 m ⎤ 2x 50 m ⎬ 2 Durchgänge **Vollgas!** 1x 20 m ⎦ Aus dem Hochstart Pause zwischen den Läufen: 1 min Pause zwischen den beiden Durchgängen: 5 min	

Teile mir, wenn Du die Einheit beendet hast, doch mit wie es lief. Ich habe ohnehin noch einen Buchstaben des Lösungsworts für Dich.

Die erste Woche ist geschafft :)

Hallo X,

Verschiedene Punkte der Stadt müssen abgelaufen werden, um an den nächsten Hinweis zu gelangen.

Lade Dir dafür die App Actionbound herunter. Über den QR-Code bzw. den Link kannst Du die Tour starten. Erst wenn Du alle Aufgaben absolviert hast wirst Du mit dem heutigen Hinweis belohnt.

https://actionbound.com/bound/Mission3

Der Buchstabe dieser Mission: _____

Da Du nun schon warm bist, hängen wir direkt noch ein paar Übungen an. Um die Laufperformance weiter zu steigern und mögliche Hindernisse überwinden zu können, müssen wir Deine Sprungkraft verbessern. Mit den folgenden Übungen steigerst Du Deine Muskelkraft und Koordination.

Wie lange?	Was?	Wo? + Material?
20 min: Jede Übung 2x	**Sprung-ABC (siehe Video):** - Prellende beidbeinige Sprünge (hier nur 10 m) - Hopserlauf mit gegengleicher Armführung; Absprung in die Weite - Hopserlauf mit gegengleicher Armführung, Absprung in die Höhe - Froschsprünge - Kontrollierte Einbeinsprünge mit Ausbalancieren (nach jedem Sprung das Bein wechseln!) - Sprunglauf → Rückweg gehen	20 m lange Strecke (Sportplatz oder gerader, flacher Feldweg, unbefahrene Straße)
ca. 5 min: Jede Übung 40 Sekunden ausführen/halten	**Cool-Down/Gymnastik:** - Langsitz: Oberkörper nach vorne beugen - Lunges-Position: Hüfte nach vorne schieben, Dehnen des vorderen Oberschenkels (beide Seiten!) - Einbeinstand: Fußgelenk fassen und Ferse an Po ziehen (beide Seiten!) - Einbeinstand: Knie fassen und zur Brust ziehen (beide Seiten!)	

Viel Erfolg!

Hallo X,

Heute sollst Du mal wieder Deinen Puls in die Höhe treiben. Anders als beim letzten Mal werden wir das jedoch heute durch Intervalle beim Laufen machen. Wer bietet sich dafür besser an als unser Laufcoach Maren. Ich bin ehrlich: Du wirst heute an Deine Grenzen kommen, Maren verfluchen und Dich vielleicht zwischendurch fragen, warum Du das Ganze machst. Aber eines kann ich Dir versprechen: Du kannst danach stolz sein, die Einheit absolviert zu haben!

Öffne die Run Club App und wähle im Starterpaket „Erster Speed Run". Maren hat einige intensive Intervalle für Dich. Wie das letzte Mal kannst Du gerne motivierende Musik hören.

Beantworte folgende Frage: Wie lange dauerte das letzte Intervall, dass Maren sich am Ende des Laufs noch überlegt hat?

a) 30 Sekunden → heutiger Lösungsbuchstabe: K
b) 45 Sekunden → heutiger Lösungsbuchstabe: H
c) 60 Sekunden → heutiger Lösungsbuchstabe: A

Das heutige Training hat es in sich. Nach den anstrengenden Intervallen hast du gleich noch ein Power-Workout vor Dir:

ca. 15 min	**Step-Ups**	**Trainiert:** Beine, Gesäß, unteren Rücken
kein Equipment		**Beachte:** Rücken gerade, Bauch fest, oben ganzen Fuß aufsetzen
kontrollierte aber schnelle Ausführung	**Mountain Climber**	**Trainiert:** Beine, Gesäß, Bauch
		Beachte: Arme schulterbreit, Körperspannung, Schultern über den Händen, gerader Rücken
4 Runden	**Burpees**	**Trainiert:** Ganzer Körper
5x Burpees		**Beachte:** Hüftbreiter Stand, in die Hocke gehen, Hände vor die Füße stützen, in Liegestützposition springen, nach vorne in Hockposition springen, Strecksprung
30x Mountain Climbers		
20x Step-Ups		
(10 links zuerst, 10 rechts zuerst)	**Sit-Ups**	**Trainiert:** Bauchmuskeln
20x Sit-Ups		**Beachte:** Die Arbeit erfolgt durch die Bauchmuskeln, nicht durch einen Armschwung
1 min Pause		

YOGA-Tipp: Wenn Du Deinem Körper noch etwas Entspannung schenken willst, empfehle ich Dir noch 10 Minuten Deiner Zeit in eine kleine Yoga-Session zu investieren.

https://www.youtube.com/watch?v=s6Jazu4oXls

Hey X,

heute steht alles im Zeichen der Laufökonomie. Im ersten Teil sollst du etwas über die Lauftechnik lernen, denn es ist ärgerlich, wenn die Energie durch eingeschlichene Ausführungsfehler verloren geht. Schaue Dir dazu das Video an, suche Dir eine gerade Strecke (ca. 25m) und absolviere das nachfolgende Lauftechnik-Programm:

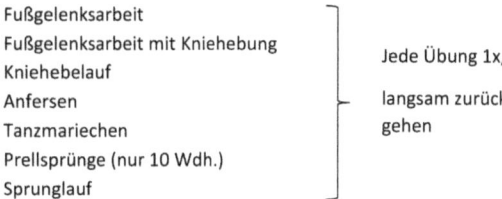

Fußgelenksarbeit
Fußgelenksarbeit mit Kniehebung
Kniehebelauf
Anfersen
Tanzmariechen
Prellsprünge (nur 10 Wdh.)
Sprunglauf

Jede Übung 1x,

langsam zurück
gehen

Für den Lösungsbuchstaben: Wie wird vor den Übungen eine Vorspannung erzeugt (Video)?
   a) hochspringen → Lösungsbuchstabe: D
   b) Auf die Zehenspitzen gehen → Lösungsbuchstabe: K
   c) Klatschen → Lösungsbuchstabe: L

Im zweiten Teil soll es um den Rhythmus gehen. Das eigene Lauftempo mit dem Beat einer Musik abzustimmen, spart nicht nur eine Menge kraft, sondern lässt die Anstrengung beim Training vergessen.

Heute wirst Du einen schnellen Tempolaufe über 3 km durchführen. Dabei sollst du versuchen auf einen bestimmten Beat zu laufen. Dein Laufschritt sollte daher dem Takt entsprechen. Lass Dich von der Musik ziehen und motivieren. Wähle in Deiner Musik-App eine Playlist aus, die Musik mit 160 bpm spielt (es gibt einige, die extra so betitelt werden). Tracke den Lauf mit Deiner Uhr.

Zum Abschluss habe ich noch ein kleines Seilspring-Workout für Dich. Mit dem Seilspringen trainiert man Kraft, Koordination und Ausdauer. Da heute alles im Sinne des Rhythmus stattfindet, empfehle ich Dir eine Seilspring-Playlist:)

   - Beidbeiniges Springen ohne Zwischensprung
   - Einbeiniges Springen: Abwechselnd rechts & links
   - Einbeiniges Springen: Abwechselnd rechts & links
      + Knie weit nach oben anziehen
   - Einbeiniges Springen: li-li-re-re-li-li-re-re...
   - Doppelschwünge
   → Jede Übung eine Minute
   → Nach dem ersten Durchlauf 2 min Pause
   → Zweiter Durchlauf Tempo erhöhen

Hey X,

es ist wieder soweit! – Intervalle stehen an. Es warten heute verschiedene Distanzen auf Dich, die dynamisch und schnell gelaufen werden sollen. In den kurzen Pausen hast Du Zeit Dich zu sammeln und lernst gleichzeitig eine Menge über das, was in Deinem Körper bei der Trainingseinheit passiert. Ein Körper kann so viel mehr als man oft denkt!

Wir nutzen heute wieder die App Actionbound. Für die Intervalle wäre es außerdem super, wenn Du Deine Uhr verwendest, um die gelaufene Zeit zu sehen. Alle weiteren Informationen erhältst du unter dem folgenden Link bzw. QR-Code.

https://actionbound.com/bound/Mission6

Der Buchstabe dieser Mission: _____

Kraft-Bingo

Je nach Glück   2 Würfel   kontrollierte aber schnelle Ausführung

1. Würfel und zähle beide Augenzahlen zusammen.
2. Absolviere die Übung des jeweiligen Kästchens (z.B.: 6 + 5 → 3 Liegestütze) und streiche das Kästchen durch
   Hinweis: Für einige Zahlen gibt es zwei Kästchen. Mache beide Übungen und streiche die Kästchen durch.
3. Bereits durchgestrichene Kästchen müssen bei erneutem Würfeln dennoch absolviert werden
4. 4 Kästchen waagrecht oder senkrecht in Folge sind ein Bingo und beenden das Training
5. Du darfst auch gerne mehrere Durchgänge machen

2	12	6	3
10 Sit-Ups	20 Lunges	10 Mountain-Climber	30 Sek. auf dem rechten Bein hüpfen
7	5	9	8
20 Sek. Plank	5 Burpees	10 Squats	10 Squat-Jumps
9	10	2	4
10 Hip Thrusts	10 Step-Ups	20 Hampelmänner	30 Sek. Standwaage
4	7	5	11
10 Strecksprünge	30 Sek. auf dem linken Bein hüpfen	30 Sek. Wandsitzen	3 Liegestütze

Liebe Grüße und bis bald!

Hallo X,

Das unser Körper ein großes Geschenk ist, wirst Du bei den ganzen Sporteinheiten mittlerweile gemerkt haben. Während Du am Anfang noch gesagt hast, Du wärst nicht gut im Laufen, hat Dein Körper Dich durch jede einzelne Einheit getragen. Einen großen Anteil hat dabei ein Muskel, der dafür sorgt, dass unser Körper mit Nährstoffen versorgt wird. 2,5 Milliarden Schläge macht dieser Muskel im Schnitt während des ganzen Lebens. Der Ausdauersport stärkt dieses lebenswichtige Organ. Du weißt sicher schon längst, wer der heutige Star des Trainings ist.

Das Lösungswort dieser Einheit: _____

Ein großer Trend in der Corona-Laufbewegung ist das Formenlaufen. Für den heutigen langsamen Lauf benötigst du die Aufzeichnung per GPS. Verwende das Lösungswort von heute und laufe die Form, so wie Kinder sich das Organ immer vorstellen. Dein Lauf sollte ca. 4-6 km lange sein. Schicke mir im Anschluss das GPS-Bild (siehe Beispielbild). Keine Sorge, wenn es nicht 100% so aussieht wie Du es Dir vorgestellt hast. Kunst lässt Raum zur Interpretation.

Da Du die Basics mittlerweile beherrscht, brauche ich zum folgenden Sprung ABC nicht mehr zu sagen als: Viel Spaß!

Wie lange?	Was?	Wo? + Material?
20 min: Jede Übung 2x	**Sprung-ABC:** - Prellende beidbeinige Sprünge (hier nur 10 m) - Hopserlauf mit gegengleicher Armführung; Absprung in die Weite - Hopserlauf mit gegengleicher Armführung, Absprung in die Höhe - Froschsprünge - Kontrollierte Einbeinsprünge mit Ausbalancieren (nach jedem Sprung das Bein wechseln!) - Sprunglauf → Rückweg gehen **Tiefensprünge /Depth Jumps** - Von Erhöhung beidbeinig runterspringen - Sobald die Füße den Boden berühren, explosiv in die Höhe springen → 15 Wiederholungen	20 m lange Strecke (Sportplatz oder gerader, flacher Feldweg, unbefahrene Straße) Erhöhung (ca. 50cm, Stein, Bett, Vorsicht: darf nicht umkippen!)

YES, geschafft!

Hey X,

heute steht die letzte Einheit vor unserem großen Tag an. Absolviere diese Einheit am besten einige Tage vor unserem Post-Test, sodass Du noch genug Zeit zur Regeneration hast. Heute brauchst du wieder einen starken Willen und den Glauben an die Leistungsfähigkeit, die Du Dir die letzten Wochen erarbeitet hast.

Um mit guter Laune in die heutige Trainingseinheit zu starten, absolviere das folgende Dance-Warm-Up

> https://www.youtube.com/watch?v=QPKXw8XEQiA

Lösungswort der heutigen Einheit: Die letzten 3 Buchstaben des David Guetta Liedtitels, welcher im Warm-Up verwendet wird. ⬜⟷⬜ ⬜   Tausche die Zwei Buchstaben (siehe Pfeil)

Lösungswort: _____

Ich bin mir sicher, dass Du mittlerweile genug Erfahrungen gesammelt hast, um Dir heute den **Hauptteil selbst zusammenzustellen.** Du kannst Dich vom Tanzen oder Turnen inspirieren lassen oder Übungen der letzten Einheiten verwenden. Werde kreativ, suche Dir Gegenstände und Spots an/mit denen Du Sprünge üben kannst (Sicherheit geht immer vor!). **Du solltest insgesamt ca. 20 min an den Sprüngen trainieren.**

Als Abschluss unserer vier Wochen steht nun noch die Königsdisziplin an: **Bergsprints.**
Suche Dir in der Nähe eine passende stelle (Tipp: Kreisel an der Schänzlebrücke).
Absolviere 6 Läufe (jeweils ca. 50m). Gehe den Weg locker zurück, sodass du ca. 1 Minute Pause hast. Dann heißt es nur noch: Durchpowern!

Du kannst stolz auf Dich sein!

KONSTANZ IN GEFAHR!

Hallo X,

die letzten Wochen hast Du Dich durch einige Trainingseinheiten gekämpft und daraus hoffentlich das ein oder andere für Dich mitgenommen. Heute ist der Tag auf den wir hingearbeitet haben. Du hast Hinweise gesammelt und Deinen Körper auf die Belastung bestmöglich vorbereitet. Jetzt werden wir sehen, ob Du es schaffst schneller am Zielort anzukommen als die Investoren. Nur Du kannst die Stadt Konstanz retten! Ich habe nachgesehen: Der Bus braucht für die Strecke, die Du aus unserem Testdurchlauf vor 4 Wochen bereits kennst genau 7 Minuten (1,50 km). Ich hoffe Du wirst eher dort ankommen und hast noch Zeit mir den Code zu schicken, den Du in den letzten Wochen rausgefunden hast. Tipp: Der Code besteht aus 3 Symbolen.

Code

Symbol 1	Symbol 2	Symbol 3

Symbol 1:
- Ziffer aus Mission 1
- Buchstabe aus Mission 2
- Buchstabe aus Mission 3
- Buchstabe aus Mission 4

Symbol 2:
- Gelaufenes Symbol aus Mission 7

Symbol 3:
- Buchstabe aus Mission 5
- Buchstabe aus Mission 6
- 3 Buchstabe aus Mission 8

Starte an demselben Punkt, wie bei dem Test vor 4 Wochen und laufe die 1,5km entlang der Buslinie. Stoppe dabei wieder die Zeit. <u>Wichtig:</u> Sicherheit im Straßenverkehr geht vor! Schicke mir wenn Du angekommen bist die 3 Symbole und berichte, ob Du es vor dem Bus geschafft hast (7 min).

<u>**Zusatz**</u>

Teste 5 min nach deinem Lauf Deinen Puls, um zu sehen, ob Du Dich auch dort verbessert hast.

Außerdem wäre es doch noch spannend zu sehen inwieweit sich Deine Sprungkraft verändert hat. Führe dafür erneut den **Jump & Reach Test** durch. Die Durchführung ist nochmal in folgendem Video erklärt (du hast 2 Versuche): **https://www.youtube.com/watch?v=J1UiLSsR6IY.**

Ich bin gespannt auf deine Ergebnisse!

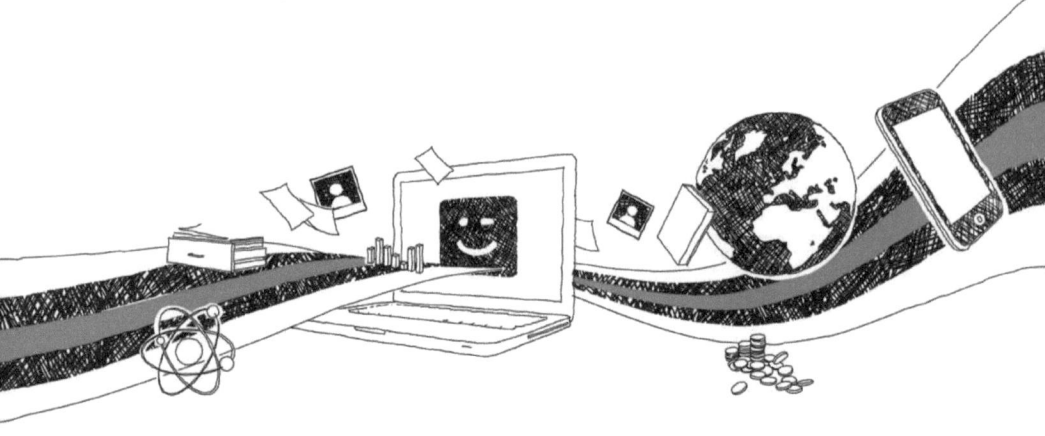
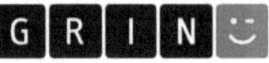